Christa-Johanna Bub-Jachens

Schlafstörungen – gesunder Schlaf

Impressum

Herausgeber: Verein für
Anthroposophisches Heilwesen e.V.
♦ Postfach 11 10, D-75374 Bad Liebenzell
♦ Johannes-Kepler-Str. 56, D-75378 Bad Liebenzell-Unterlengenhardt
Telefon (0 70 52) 20 34, 20 35
Telefax (0 70 52) 41 07

Gemeinnütziger Verein
VR 717 Amtsgericht Stuttgart

Autorin: Dr. med. Christa-Johanna Bub-Jachens

Lektorat: Wolfgang Vögele

Druck: Gaiser Offsetdruck & Informations-GmbH
D-73527 Schwäbisch Gmünd

Auflage: 3. Auflage April 1997

ISBN: 3-926444-28-2

CIP: Die Deutsche Bibliothek CIP- Einheitsaufnahme
Beiträge für eine bewußte Lebensführung
in Gesundheit und Krankheit /
Verein für Anthroposophisches Heilwesen e.V.
Bad Liebenzell-Unterlengenhardt:
Verein für Anthroposophisches Heilwesen e.V.
Nr. 154 Schlafstörungen – gesunder Schlaf
Dr. med. Christa-Johanna Bub-Jachens
3. Auflage April 1997
ISBN 3-926444-28-2

© 1995 Verein für Anthroposophisches Heilwesen e.V.,
Bad Liebenzell

Die Verbreitung unserer Veröffentlichungen und ihrer Aussagen liegt uns am Herzen. Gleichzeitig müssen wir uns gegen Mißbrauch schützen.
Daher behalten wir uns gemäß dem Urheberrechtsgesetz der Bundesrepublik Deutschland vom 9. September 1965 in der jeweils geltenden Fassung alle Rechte vor, insbesondere das Recht der Vervielfältigung, des Nachdrucks, der Verbreitung und der Übersetzung: Kein Teil dieser Veröffentlichung darf in irgendeiner Form (durch Fotokopie, Mikroverfilmung oder ein anderes Verfahren) außerhalb der Grenzen des gesetzlich Zulässigen ohne schriftliche Genehmigung reproduziert, gesendet oder unter Verwendung elektronischer Systeme verarbeitet, vervielfältigt oder sonstwie verändert werden. Die Verwendung dieser Schrift durch Dritte darf nicht zu absatzfördernden Zwecken geschehen oder ohne ausdrückliche Zustimmung den Eindruck einer Zusammenarbeit mit dem Verein für Anthroposophisches Heilwesen e.V., Bad Liebenzell, erwecken.

Inhaltsverzeichnis

	Seite
Einleitung	4
Grundsätzliches über den Schlaf	5
Was ist Schlaf?	5
Was geschieht, wenn wir träumen?	11
Rhythmen im Schlafen und Wachen	13
Die Bedeutung des Schlafes	16
Verschiedene Schlafstörungen	19
Von außen kommende Schlafstörungen	19
Hinweise zur Behandlung von Schlafstörungen	21
Vorübergehende Schlafstörungen	21
Einschlafstörungen	22
Durchschlafstörungen	26
Das Früherwachen	26
Mit Schlafstörungen einhergehende Erscheinungen wie Schnarchen, Apnoe-Syndrom, chronisches Müdigkeitssyndrom	27
Die verschiedenen Schlafmittel	29
Weitere Therapiemöglichkeiten aus der anthroposophischen Medizin	32
Schlafstörungen haben einen Sinn	32
Wann soll man ins Bett gehen?	33
Wieviel Schlaf braucht der Mensch?	34
Die Bedeutung des Tageslebens für den Schlaf	35
Zusammenfassung	37
Literaturverzeichnis	38

Einleitung

Schlafstörungen sind ein sehr häufiges Leiden. Vor allem in den industrialisierten Ländern leidet ein Großteil der Menschen daran. Die Angaben über die Häufigkeit variieren zwischen 25 % und 50 %.

Bei Schlafstörungen handelt es sich nicht um eine Krankheit im eigentlichen Sinne, sondern um ein Symptom für mannigfaltige körperliche, seelische und geistige Beeinträchtigungen.

Bevor wir uns mit den Schlafstörungen näher befassen, wollen wir uns fragen: Was ist überhaupt Schlaf? Warum müssen wir schlafen? Wo sind wir, wenn wir schlafen?

Wenn wir diese Fragen bewegt haben, können wir eine Antwort darauf finden, warum es heute so viele Menschen gibt, die an Schlafstörungen leiden. Wir müssen uns fragen, was für eine Bedeutung Schlafstörungen haben, was ihre Ursachen sind, um schließlich zu sehen, wie wir Schlafstörungen begegnen können.

GRUNDSÄTZLICHES ÜBER DEN SCHLAF

Was ist Schlaf?

Der Mensch schläft etwa ein Drittel seiner Lebenszeit. Etwa acht Stunden Schlaf pro Nacht addieren sich auf nahezu 3.000 Stunden im Jahr. Auf eine durchschnittliche Lebenserwartung von 70 Jahren umgerechnet, sind es rund 24 Jahre. Das Wesentliche ist jedoch der rhythmische Wechsel zwischen Wachen und Schlafen: jeden Tag von neuem etwa acht Stunden Arbeit, acht Stunden für uns, für Freizeitgestaltung und Familie, und acht Stunden Schlaf.

Was tue ich, wenn ich schlafe?

Abends, wenn wir müde sind, legen wir uns hin. Wir begeben uns von der aufrechten, typisch menschlichen Haltung in die Horizontale. Wenn wir nun einschlafen, was passiert da? Das Bewußtsein entschwindet. Die Gegenstände, die Geschehnisse um uns herum bleiben bestehen. Durch die Tore unserer Sinne nehmen wir jedoch kaum etwas wahr. (Im Gegensatz zum Koma oder der Bewußtlosigkeit im eigentlichen Sinne sind wir aber weckbar.) Im Schlafe sind die Vorstellungen, das Empfinden von Leid, Lust, Freude und Kummer zunächst ausgelöscht. Auch Schmerzen sind nicht mehr spürbar. Solange ich den Schmerz noch empfinde, bin ich wach. Wenn ich einschlafen kann, verschwindet die Empfindung der Schmerzen, obwohl die Wunde noch vorhanden ist. Im Schlaf bewegen wir uns zwar, aber unwillkürlich und nicht zielgerichtet. (Beim Schlafwandeln [Somnambulismus] erfolgen die Bewegungen ohne Beteiligung des Bewußtseins.)

Im Schlaf sind also unsere bewußten seelischen Tätigkeiten wie Denken, Fühlen und Wollen ausgelöscht. Wir liegen ohne bewußte eigene Tätigkeit im Bett und sind, wenn wir am nächsten Morgen aufwachen, ausgeruht, erfrischt und gekräftigt. Die Gewebe sind mit mehr Quellendem, Wässrig-Lebendigem versehen: wir sind verjüngt. Zum Beispiel haben die Bandscheiben an Flüssigkeit gewonnen und wir sind morgens bis zu einem Zentimeter größer als abends. Abends legen wir uns müde und erschöpft ins Bett und morgens wachen wir frisch und tatkräftig auf. Ist das nicht ein Wunder?! Diese Vorgänge erscheinen selbstverständlich, und wir werden erst aufmerksam, wenn etwas nicht funktioniert.

Im Schlafe liegt der physische Leib des Menschen im Bett. Der Leib zerfällt aber nicht, wie es nach dem Tode der Fall ist, sondern er lebt. Die *Funktionen des Aufbaus,* des Wachstums und der Regeneration sind sogar *intensiver als im Wachzustand.*
Wo ist unser Seelisch-Geistiges während des Schlafs?

Ein Gedicht von Paul Ernst (1866-1933) über den Schlaf gibt uns in schöner Weise Antwort:

Der Schlaf

Der du die Glieder lösest allem Leben,
So Mensch wie Tier in sorgenlosem Ruhen,
Erholung kannst für jede Arbeit geben,
O nahe, Schlaf, dich unserm Lager nun.
Gott und die Engel immer wachend schweben;
Wie Wasser talwärts rinnen, ist ihr Tun,
es wächst der Mensch im Schlaf zu höhern Zwecken;
zu breiterm Sein muß ihn die Sonne wecken.

Im Schlaf die Seele sich im All verbreitet,
Wenn erst von Träumen ungestört sie ruht,
denn durch die Träume Wirklichkeit noch schreitet.
Still weht der Atem, leise pulst das Blut;
die Seele sich dem Weltgeschehn erweitert,
wie sie im selgen, stillen Tode tut;
Verleihe Schlaf, die Gnade zu erwachen
am neuen Tag zu göttlich frommen Lachen.

Der Mensch steigt nachts zu Höherem empor. Engel wachen über ihn. Wir sind dem Göttlich-Geistigen näher. Die Seele dehnt sich aus, lebt im Umkreis, in Natur und Weltall.

Auch in einem Gedicht von Joseph von Eichendorff (1788-1857) hören wir, daß die Seele ihre Flügel weit ausspannt, »als flöge sie nach Haus«.

Es war, als hätt der Himmel
Die Erde still geküßt,
Daß sie im Blütenschimmer
Von ihm nun träumen müßt.

Die Luft ging durch die Felder,
Die Ähren wogten sacht,
Es rauschten leis die Wälder,
So sternklar war die Nacht.

Und meine Seele spannte
Weit ihre Flügel aus,
Flog durch die stillen Lande,
Als flöge sie nach Haus.

Rudolf Steiner schildert, daß sich unsere Seele jede Nacht vom Leibe löst, um sich in der göttlichen Substanz zu stärken. Aus kosmischen, göttlich-geistigen Urquellen kommen die Urbilder, die die Gestalt des Menschen bilden und erhalten. Die Schwelle zur geistigen Welt wird von uns jede Nacht überschritten, aber wir treten nicht *bewußt* hinüber. Den Erneuerungsprozeß, der während des Schlafes im physischen Leib abläuft, nehmen wir nur indirekt wahr, indem wir am nächsten Morgen erleben, daß wir gestärkt sind.

Dies nächtliche Geschehen beschreibt Johann Wolfgang von Goethe in besonders schöner, anschaulicher Weise im ersten Akt des zweiten Teils seines »Faust«. Wir finden hier Faust, nach all den Ereignissen, die er mit Gretchen hatte, schuldbeladen, unruhig, schlafsuchend auf blumigen Rasen gebettet. Ariel, der Luftgeist, läßt sich so vernehmen:

> Die ihr dies Haupt umschwebt im luft'gen Kreise,
> Erzeigt euch hier nach edler Elfen Weise,
> Besänftiget des Herzens grimmen Strauß,
> Entfernt des Vorwurfs glühend bittre Pfeile,
> Sein Innres reinigt von erlebtem Graus.
> *Vier* sind die Pausen nächtiger Weile,
> Nun ohne Säumen füllt sie freundlich aus.
> Erst senkt sein Haupt aufs kühle Polster nieder,
> Dann badet ihn im Tau des Lethes Flut;

Gelenk sind bald die krampferstarrten Glieder,
Wenn er gestärkt dem Tag entgegenruht;
Vollbringt der Elfen schönste Pflicht,
Gebt ihn zurück dem heiligen Licht.

Elfenwesen besänftigen Faust, reinigen sein Inneres »von erlebtem Graus«, lassen ihn das Leid vergessen, kräftigen seinen Leib, so daß er schließlich gestärkt wieder erwacht. Es ist die Rede von vier »Pausen nächtiger Weile«.

Werfen wir nun einen Blick auf die moderne Schlafforschung. Auch hier wird der Schlaf in vier Stadien unterteilt, die in Verbindung mit den Traumphasen, den sogenannten REM-Phasen (Zeiten starker Augenbewegungen unter dem geschlossenen Lid), auftreten.

Stadium 1 = Einschlafstadium
Stadium 2 = leichter Schlaf
Stadium 3 = mitteltiefer Schlaf
Stadium 4 = Tiefschlaf

Schauen wir nochmals die dichterische Beschreibung Goethes an; ist nicht bildhaft exakt hier all das, was wir durch die moderne Schlafforschung heute wissen, beschrieben? »Vier sind die Pausen nächtiger Weile.«

1. Stadium: »Erst senkt sein Haupt auf's kühle Polster nieder.«
Hier ist der Übergang zwischen Wachen und Schlafen, das Einschlafstadium beschrieben.

2. Stadium: »Dann badet ihn im Tau aus Lethes Flut.«
Goethe gebraucht hier ein Bild aus der griechischen Sagenwelt: In der Lethe, dem Strom des Vergessens, badet Faust. Im zweiten Schlafstadium verlieren wir unser gewöhnliches Bewußtsein, indem sich das Geistig-Seelische von den materiellen Vorgängen löst.

3. und 4. Stadium: »Gelenk sind bald die krampferstarrten Glieder, wenn er gestärkt dem Tag entgegenruht.«
Die Schlafforschung sagt: Der mitteltiefe Schlaf geht relativ rasch in den tiefen Schlaf über. Der Tiefschlaf ist das tiefste aller Schlafstadien, an dessen Ende sich oft Körperbewegungen einfinden. Im Tiefschlaf wird

vor allem die körperliche Regeneration gefördert. Körperbewegungen garantieren das notwendige Erholungsgefühl nach dem Schlaf.

Bevor die vier Phasen des Schlafs geschildert werden, wird bei Goethe das, was der seelischen Erholung, das heißt den REM-Phasen (Traumphasen) der Schlafforscher, entspricht, beschrieben:

> Besänftiget des Herzens grimmen Strauß
> Entfernt des Vorwurfs glühend bittre Pfeile,
> Sein Innres reinigt von erlebtem Graus.

Von seiten der modernen Schlafforschung wird der REM-Schlaf-Phase eine die Seele reinigende Funktion zugeschrieben.

Wir sehen, daß während des Schlafes keineswegs nur Ruhe herrscht, daß der Schlafzustand kein passiver ist, nicht ein »Nichts«, sondern daß da gerade viel geschieht. Auch die moderne Schlafforschung kommt zu dem Schluß, daß der Schlaf eine aktive Leistung ist. Es wird beobachtet, daß das Gehirn sich nicht ausruht, sondern nur in anderer Weise als tagsüber arbeitet, partiell sogar aktiver. Dies kann man durch das EEG (Elektroenzephalogramm, es mißt die elektrischen Hirnströme) feststellen.

So haben in letzter Zeit naturwissenschaftliche Erkenntnisse die Aussagen der geisteswissenschaftlichen Forschung Rudolf Steiners bestätigt: »Das Schlafleben bleibt zunächst, wenn es nicht auf eine gewisse Art vom Traumleben durchsetzt ist, unbewußt, doch bedeutet dies nicht Untätigkeit. Im Gegenteil, dieses Schlafleben ist ein innerlich viel tätigeres Seelenleben,... als das wache Seelenleben.« Dagegen äußerte um die Jahrhundertwende der Nobelpreisträger Scott Sherrington (1857-1952) noch die Meinung: »Wenn wir schlafen, gehen im Gehirn die Lichter aus.«

Jouvet (1972), einer der profiliertesten Schlafphysiologen, gestand: »Solange wir nicht wissen, auf welche Art und warum uns der Schlaf eine notwendige und sich regelmäßig wiederholende Änderung in unserer Beziehung zur Umwelt aufnötigt, ist es auch unmöglich, eine Definition des Schlafes zu liefern... Trotz allen Forschungsbemühungen sind uns die Ursachen und Mechanismen des Schlafes noch unbekannt.«

Beschäftigen wir uns aber mit den Inhalten von Märchen, Gedichten oder geisteswissenschaftlicher Forschung, so ergeben sich viele weiterführende Gedanken. Die neuen, naturwissenschaftlichen Forschungsergebnisse lassen sich gut eingliedern. So kann etwas Licht in das undurchsichtige und unbekannte Wesen des Schlafes kommen.

Zunächst wollen wir die von den Schlafforschern gemessenen Schlafstadien eingehender betrachten. Das Schlafprofil veranschaulicht die Abfolge verschiedener Schlafphasen. Die Abbildung zeigt den Ablauf schematisch:

Schlafprofil

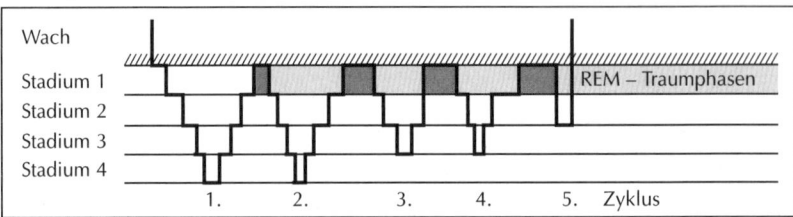

Nachdem das erste Stadium, ein Übergangsstadium zwischen Wachen und Schlafen, beendet ist, wird das Stadium 2, der leichte Schlaf durchlaufen, der von vielen Forschern als der eigentliche Schlafbeginn angesehen wird. Drittes und viertes Stadium, auch oft gemeinsam als Tiefschlafstadium bezeichnet, werden anschließend erreicht. Nach einer erneuten Übergangsphase zwischen Wachen und Schlafen folgt nun eine völlig andere Schlafqualität, nämlich der sogenannte REM-Schlaf (Traumstadium). Dann beginnt ein neuer Zyklus. In einer Nacht werden vier bis fünf solcher Zyklen durchlaufen. Die tiefsten Schlafphasen treten vor allem in den ersten beiden Schlaf-Zyklen auf. Umgekehrt werden die REM-Schlaf-Perioden von Zyklus zu Zyklus länger. Die Stadien 1 bis 4 (Non-REM-Schlaf) machen etwa 70% bis 80% der gesamten Schlafzeit aus; der REM-Schlaf beläuft sich auf 20% bis 30% der gesamten Ruhezeit. Etwa alle 90 Minuten stellt sich der REM-Schlaf ein, der durchschnittlich 20 Minuten dauert, im Laufe der Nacht aber immer länger wird. Tiefschlaf und REM-Schlaf zeigen also eine gegenläufige Zeitdauer. Nach dem Einschlafen ist der Schlaf tiefer und somit ist man schwerer aufzuwecken. In dieser Zeit geschieht vornehmlich die körperliche Regeneration, während gegen Ende der Nacht mehr geträumt wird und die seelische Regeneration im Vordergrund steht. Bei Kindern hat der REM-Schlaf einen wesentlich höheren Anteil am Gesamtschlaf als bei erwachsenen Menschen.

Was geschieht, wenn wir träumen?

Zur Beantwortung dieser Frage sind besonders die REM-Phasen, die eigentlichen Traumphasen, von Bedeutung. Anhand der abgebildeten Schlafkurve können wir sehen, daß wir während der REM-Phasen dem Wachen schon recht nahe sind. Es handelt sich bei diesen Traumphasen um ein Zwischenstadium; das Seelische taucht schon teilweise wieder in den Leib ein. Paul Ernst schildert dies in seinem Gedicht treffend: »...denn durch die Träume Wirklichkeit noch schreitet.« Das Wort REM leitet sich aus dem Englischen ab: »rapid eye movement«, was auf deutsch schnelle Augenbewegung heißt. In dieser Phase sind also schnelle Augenbewegungen zu beobachten, die schon von Aristoteles im 4. Jh. v. Chr. erstmals beschrieben wurden.

Durch die Sinneswahrnehmungen wird die äußere Welt Inhalt unseres Bewußtseins. Unser Geistig-Seelisches dagegen wirkt im Wachzustande von innen nach außen, das heißt wir sind gleichsam draußen beim anderen Menschen, wenn wir ihn intensiv beobachten; wir sind »in« der Blume, die wir anschauen. Rudolf Steiner schildert, daß im Schlafe das in das Geistige des Kosmos eingetauchte Geistig-Seelische des Menschen durch die Sinnesorgane, beispielsweise durch die Augen, auf uns zurückwirkt.

Schauen wir uns nun die Inhalte unserer Träume an, so können wir feststellen, daß deren Herkunft und Bedeutung unterschiedlich sind. Die folgende Gliederung ist bereits seit Aristoteles bekannt.

Häufig sind Träume, die auf das seelische Leben zurückzuführen sind, und auch **subjektive** Träume genannt werden. Wünsche und verschiedene Szenen der Tageserlebnisse erscheinen phantasievoll ausgeschmückt und verändert. Der Traum hilft uns, Erlebnisse besser zu verarbeiten. Außerdem wird am Tage Gelerntes dem Langzeitgedächtnis eingeprägt. In diese Traumkategorie gehört das Träumen von Verstorbenen. Ein solches Traumerlebnis zeugt davon, daß wir uns zuvor bewußt oder unbewußt mit dem Toten beschäftigt haben.

Desweiteren gibt es **physiologisch bedingte**, das heißt durch körperliche Vorgänge verursachte Träume. Bei Kopfschmerzen wird beispielsweise geträumt, man durchkrieche eine Höhle. Schlangenträume weisen oft auf Unregelmäßigkeiten in den Gedärmen hin. Ein Alpdruck kann durch schlechte Luft ausgelöst werden. Träumt man von einem heißen Ofen oder von Feuer, so ist bisweilen Fieber oder eine zu gut wärmende Bettdecke die Ursache.

Schließlich gibt es noch **reizbedingte Träume**, die durch von außen kommende Reize entstehen. Man träumt zum Beispiel eine lange, aufregende Geschichte, ausgeschmückt mit vielen Einzelheiten, in der jemand stürzt. In diesem Moment wacht man auf und hört noch den Aufprall eines im Zimmer heruntergefallenen Gegenstandes. In einem kurzen Augenblick hat sich die lange bildreiche, dramatische Geschichte abgespielt. Die Zeit scheint sich auszudehnen. Ein weiteres Beispiel: Wir erleben im Traum eine furchtbare Feuersbrunst, sehen ein ganzes Schloß brennen und hören das Feuer prasseln. Auslöser war die draußen vorbeifahrende Feuerwehr, die im Schlaf wahrgenommen wurde. Ein weiteres Beispiel ist ein Traum, in dem Hunde verjagt werden. Die Ursache war zum Beispiel eine an lästige Stelle geratene Zudecke, die weggeschoben werden muß. In einem anderen Fall hat ein Kind einen Traum, in dem es wild gegen einen Löwen kämpft: das Geschwisterchen hat ihm ein Kissen ins Gesicht geworfen. Diese Träume spiegeln Reaktionen auf direkte äußere Einwirkungen oder Wahrnehmungen und deuten nicht auf psychologische Probleme. Die Bilder sind Nachklänge aus dem wachen Tagesleben. Die Art, wie sie diesem entnommen sind, hat etwas Willkürliches. Wenn im Traum beispielsweise das abzuweisende wilde Tier ein Löwe ist, so hat das Kind am Tage bewußt oder unbewußt vielleicht eine Abbildung von einem Löwen gesehen. Der Traum wandelt die wache Sinneswahrnehmung in ein schöpferisches, phantasievolles Bild um. Wenn sich die Seele anschließend ganz löst, versinken diese Bilder wieder, der traumlose Schlaf stellt sich ein.

Bekannt sind auch **prophetische Wahrträume**, in denen sich hellseherische Wahrnehmungen spiegeln. Rudolf Steiner weist darauf hin, daß bei geistig weit entwickelten Menschen, die einen entsprechenden Schulungsweg beschritten haben, diese Träume vermehrt vorkommen.

Bei jeglicher Traum-Deutung gilt es, behutsam und zurückhaltend zu sein, kommt man doch schnell ins verallgemeinernde und schematisierende Psychologisieren.

Für den anthroposophischen Arzt ist weniger der Inhalt, sondern mehr die Dynamik und die Anzahl der Träume von Bedeutung. Wenn im menschlichen Organismus das Geistig-Seelische harmonisch das belebte Physische ergreift und sich im Schlafe wieder richtig löst, dann stellen sich nicht übermäßig viele Träume ein. So kann die Häufigkeit des Träumens Aufschluß über die Konstitution eines Menschen geben.

Rhythmen im Schlafen und im Wachen

Der Schlaf mit seiner Gliederung in verschiedene Phasen ist für den Menschen lebensnotwendig. Genauso wichtig ist aber auch der rhythmische Wechsel zwischen Wachen und Schlafen. Während sich die Wissenschaft in den 60er und 70er Jahren unseres Jahrhunderts vor allem mit dem Verständnis der inneren Struktur des Schlafes, mit dem zyklischen Wechsel von REM-Schlaf und Non-REM-Schlaf beschäftigte, gilt heute das Interesse vieler Schlafforscher mehr dem Zusammenhang zwischen dem Schlaf-Wach-Zyklus und anderen Rhythmen. Man hat erkannt, daß all unsere Lebensprozesse rhythmisch verlaufen. Die Rhythmen innerhalb des menschlichen Organismus stehen in Zusammenhang mit kosmischen Rhythmen. *Alle Körperfunktionen unterliegen einem 24-Stunden-Rhythmus* (Sonnenrhythmus), wobei es sich interessanterweise nicht genau um 24 Stunden handelt, denn im Bereich des Lebendigen gibt es keine exakte Linearität. Deshalb spricht man im vorliegenden Fall auch von einem *zirkadianen Rhythmus* (circa = etwa, dies = Tag, lat.). Laufen diese Rhythmen des menschlichen Organismus mit der Umwelt synchron, das heißt unsere mikrokosmischen Funktionen befinden sich im Einklang mit den kosmischen Rhythmen wie beispielsweise dem Tagesrhythmus oder dem Jahresrhythmus, so ist damit eine der Voraussetzungen für unser Wohlbefinden erfüllt. Fehlt der Gleichlauf von inneren und äußeren Rhythmen, so können Befindlichkeitsstörungen und Krankheiten die Folge sein.

Ursprünglich war der Mensch mehr eingebettet in diese kosmischen Rhythmen als heute; er ging abends schlafen, wenn es dunkel wurde, und stand morgens mit dem Sonnenaufgang auf. Man weiß heute, daß das Licht für physiologische Reaktionen, die den Rhythmus von Schlafen und Wachen prägen, von großer Bedeutung ist. So ist das Sonnenlicht ein wichtiger Zeitgeber für unseren Wärmehaushalt. Die Körpertemperatur als Ausdruck unseres Menschen-Ichs steigt schon morgens vor dem Aufwachen etwas an und sinkt in den Abendstunden wieder ab. Wenn dieses Absinken, dieses Loslassen nicht richtig geschehen kann, so ist auch der Schlaf gestört.

Der REM-Schlaf-Anteil folgt einem zirkadianen Rhythmus, das heißt er ist von der Tageszeit abhängig. Er hat in den späten Nachtstunden sein Maximum und am Spätnachmittag sein Minimum. Normalerweise beträgt die Zeit, bis sich der erste REM-Schlaf einstellt, 90 Minuten. Beim späten Zubettgehen ist diese Zeit kürzer.

Im Gegensatz zu diesem Rhythmus ist der sogenannte Non-REM-Schlaf nur von der Zeit des Wachseins und nicht vom tageszeitlichen Licht-Rhythmus abhängig. Je länger die Wachzeit vor dem Schlaf, desto höher ist der Tiefschlafanteil, der immer zu Beginn des Schlafes sein Maximum erreicht. Das bedeutet, daß sich zum Beispiel bei Schichtarbeit der Tiefschlaf jeweils anpaßt; die körperliche Regeneration ist also weitgehend gewährleistet. Der REM-Schlaf dagegen, mehr für die seelische Erholung verantwortlich, leidet unter einem späteren Zubettgehen. Aus dieser Tatsache geht hervor, daß die Volksweisheit »*der Schlaf vor Mitternacht ist der beste*« nicht verkehrt ist.

Die Bereitschaft, äußere Zeitgeber zu akzeptieren, ist verschieden. Es gibt individuelle Varianten: Man kann einen *Morgentypus* »Lerche« von einem *Abendtypus* »Eule« unterscheiden. Bei Menschen vom Morgentypus ist die Tendenz vorhanden, dem Tagesrhythmus vorauszueilen. Sie reagieren schnell, teilweise überschießend auf die morgendliche Aktivierung. Beim Abendmenschen ist die Phase zur Nacht hin verschoben. Diese Verschiebungen drücken sich bis in unterschiedliche Rhythmen physiologischer Vorgänge aus, zum Beispiel bei der Körpertemperatur.

Das Verhältnis zwischen Atmung und Herzschlag beträgt beim Gesunden im Idealfall 1:4. Es verschiebt sich während der Wachperioden fortwährend. Manchmal ist der Nerven-Sinnes-Pol verstärkt tätig und die Atmung steht im Vordergrund, dann überwiegt der Stoffwechsel-Blut-Pol und der Puls steigt an. Während des Schlafes jedoch wird das ideale Verhältnis: ein Atemzug, vier Pulsschläge, wiederhergestellt. Je schneller diese Koppelung stattfinden kann, desto kürzer kann der Schlaf ausfallen. Er ist trotzdem erholsam.
Morgentypen neigen zu einem über 4:1 erhöhten Puls-Atemquotienten. Wenn dagegen die Atmung im Verhältnis zum Pulsschlag mehr in den Vordergrund gelangt, bedeutet dieses einen stärkeren Nerven-Sinneseinschlag, das heißt mehr Abbau. Es spielen natürlich persönliche Gewohnheiten und berufliche oder private Notwendigkeiten eine Rolle.

Ein regelmäßiger Rhythmus, entsprechend den Lebensnotwendigkeiten, auch wenn er durch das Signal des Weckers erzwungen wird, trägt zum Gleichlauf mit dem Tagesrhythmus bei. Die bekannte Montagmorgen-Müdigkeit nach dem Wochenende aber ist bedingt durch eine verlorengegangene Synchronisierung, die beispielsweise durch ein späteres Aufstehen am Wochenende auftritt.

Ebenso, wie der Tagesrhythmus eine Rolle für den Schlaf-Wach-Rhythmus und für die Organrhythmen spielt, so hat auch der *Jahresrhythmus* eine Bedeutung für den Menschen. Beide Rhythmen sind von der Sonne geprägt. Obwohl im Sommer im allgemeinen die Schlafzeit etwas kürzer ist, sind trotzdem hohe Leistungen möglich. Zum Beispiel ist im Mai und Juni das Aufstehen leichter, und auch positive Stimmungen kommen häufiger auf, während im November oder Dezember das Aufstehen schwerer fällt und sich durch Lichtmangel aufgrund nebligen, trüben Wetters depressive Stimmungen leichter einstellen.

All diese Rhythmen sind nach Ansicht heutiger Schlafmediziner der objektive Maßstab für die Qualität des Schlafes. Beobachtet wurde auch, daß die Schlafqualität nicht an jedem Tag gleich ist. Vergleichbar sind nur gleiche Wochentage, beispielsweise der Mittwoch der einen Woche mit jedem Mittwoch der folgenden Wochen, aber nicht der Dienstag mit dem Mittwoch.
Auch die geistige Leistungsfähigkeit unterliegt einem Tages- und *Wochenrhythmus*. Sie nimmt im Laufe der Woche ab, so daß eine Pause am 7. Tag sinnvoll und notwendig ist. Ein anderer, nach Zweckmäßigkeitsgesichtspunkten eingerichteter Wochenrhythmus (zum Beispiel 10 Tage) entbehrt einer physiologischen Grundlage und wirkt krankmachend. So werden durch die moderne, naturwissenschaftliche Forschung immer mehr geisteswissenschaftliche Aussagen bestätigt.

Auch *Lunarrhythmen*, das sind vom Mondumlauf abgeleitete Rhythmen, wirken in das menschliche Leben hinein. So kann der Hormonrhythmus der Frau, der ein ausgesprochener Lunarrhythmus ist, wenngleich er sich vom äußeren Mondumlauf emanzipiert hat, eine Auswirkung auf den Schlaf haben (Schlafstörungen beim praemenstruellen Syndrom). Meines Wissens nach noch nicht wissenschaftlich beschrieben, aber deutlich beobachtbar, ist auch ein Zusammenhang des Traumlebens mit den Mondphasen. Rudolf Steiner weist auf die Anregung der Phantasie durch Mondwirkungen hin.

Daneben gibt es nicht nur solche biologischen Rhythmen, die mit den vollen Periodenlängen der kosmisch-irdischen Rhythmen übereinstimmen, sondern auch solche, die auf deren Halbierung oder Viertelung basieren. So finden wir beispielsweise im Tageslauf einen *Vier-Stunden-Rhythmus:* nach dieser Zeit macht sich Schläfrigkeit bemerkbar. Man spricht hier wissenschaftlich von Schlaf-Fenster-Zeiten, die von Menschen, die Probleme mit dem Einschlafen haben, genutzt werden können. Der *90-Minuten-Rhythmus* (die Zeit bis zum ersten REM-Schlaf) spielt ebenfalls tagsüber eine Rolle; vorübergehend können auch in diesem Rhythmus Konzentrationsschwächen, Müdigkeit oder gar Schläfrigkeit auftreten.

Die Bedeutung des Schlafes

All das, was in der Zeit des Wachens geschieht, hat auch eine Bedeutung für den Schlaf und zwar quantitativ und qualitativ. So wie die Länge des Wachseins sich auswirkt auf den Tiefschlafanteil, so hat auch das, was wir während des Wachens denken, fühlen und tun, eine Bedeutung für das Schlafleben. Umgekehrt hat das, was während des Schlafes an großartiger, weisheitsvoller Aufbauleistung geschieht, aber auch das, was vielleicht störend einwirkt, einen Einfluß auf unsere Möglichkeiten am Tage.

Träume sind zuweilen eine Art der physischen Selbsterkenntnis. Wie bereits beschrieben, kann der Traum in dämmerhafter Weise auf das innere organische Leben des Menschen hindeuten. Aber auch für die Lernfähigkeit und die seelische Bearbeitung des tagsüber Erlebten spielt er eine wichtige Rolle. So sehen wir, wie bedeutsam diese nächtlichen Pausen sind und wie wichtig ein rechtzeitiges Zubettgehen. Zum Beispiel kann ausreichender Schlaf vor Prüfungen nützlicher sein in bezug auf das Behalten des Gelernten, als langes nächtliches Pauken.

Rudolf Steiner schildert, wie der traumlose Schlaf ebenfalls Erkenntnisaufgaben hat. Gerade die Unterbrechung der Erinnerungsströmung, die durch den Schlaf auftritt, ermöglicht es dem Menschen, mehr zu einer Vorstellung seiner selbst zu gelangen und sich nicht an die Außenwelt zu verlieren. Hinter dem Ausspruch »etwas beschlafen«, »drei Nächte lang eine wichtige Entscheidung überschlafen«, steckt ja ein Ahnen, daß in der Nacht Fragen durch geistige Wesenheiten (von unserem Engel, von Verstorbenen, usw.) Antworten finden können. Die Kontinuität des tagsüber Erlebten kann nur durch Erinnerung gewährleistet werden. Es muß jeden Tag wieder neu im Diesseits an den Faden angeknüpft werden, und jede Nacht im Jenseits. So können wir unser Schicksal immer wieder neu ergreifen.

Rudolf Steiner sagt, daß Schlaf notwendiger für das Leben sei als Nahrung. Zu ähnlichen Ergebnissen kommt die moderne Wissenschaft, die bestätigt, daß Nahrungsentzug länger auszuhalten ist als Schlafentzug. Absolute Schlaflosigkeit kann der Mensch nur einige Tage überleben. Schnell ist die Widerstandskraft zermürbt, psychische Symptome wie Halluzinationen und Erlebnisse wie im Alkohol-Delirium treten auf. Es wird berichtet, daß in China einst Todesurteile »gewaltlos« durch Schlafentzug vollstreckt wurden. Absolute Schlaflosigkeit ist nicht mit dem Leben vereinbar. Genauso wie der physische Leib Nahrungsmittel braucht, so müssen dem Seelenleib während des Schlafzustandes die Bilder der ihn umgebenden geistigen Welt zukommen. Diese Urbilder, deren Quelle in der geistigen Welt liegt, sind es, die den Aufbau und die Erhaltung der menschlichen Gestalt ermöglichen.

Wir sagen heute allgemein, die Information sitze in der Zelle. Aber woher weiß die einzelne Zelle, zum Beispiel bei der embryonalen Entwicklung, daß sie sich zu einer Leber-, zu einer Lungen- oder Gehirnzelle differenzieren soll? Eine übergeordnete Kaft ist wirksam, die gewissermaßen urbildhaft und zugleich auch individuell wirkt. Das Einwirken dieser spezifisch ordnenden, differenziert gestaltenden Kräfte kann leicht gestört werden, was zum Beispiel zu Fehlentwicklungen oder Carcinomen führen kann. Die Bildung des Leibes und seine Erhaltung ist an eine geordnete Neubildung, eine gesteuerte Gestaltung, ein sich einer Idee unterordnendes Wachstum gebunden.

In der Embryonalzeit sind diese Aufbaukräfte am intensivsten tätig, doch es ist noch kein Bewußtsein im üblichen Sinne vorhanden. Auch der Säugling hat noch wenig bewußte Funktionen. Zielgerichtete Bewegungen oder gar Denken sind noch nicht möglich. Noch ganz der horizontalen Lage hingegeben, verbringt das Neugeborene den Tag überwiegend schlafend. Der ältere Säugling schläft noch etwa 16 Stunden, das Kleinkind ungefähr 12 Stunden. Je mehr die Leibesgestaltung, die Organbildung, zu einem Ende kommt, desto weniger Schlaf ist notwendig, und desto mehr kann der Mensch diese zunächst organisch schaffenden Kräfte für das wache Seelenleben benutzen. Dieselben Kräfte, die organaufbauend tätig waren, wandeln sich dann in Denkkräfte um. So wird aber auch deutlich, daß folglich bewußte, wache Seelentätigkeit Abbau im Organismus bewirkt. Deshalb braucht der Erwachsene den Schlaf. Die unbewußte Bildetätigkeit mit ihrem Aufbau des Leibes und das Aufbauende in den Prozessen des bewußten Denkens, Fühlens und Wollens sind Gegensätze. Diese Gegensätze wechseln sich in rhythmischer Folge ab. So erklärt sich der Wechsel zwischen Wachen und Schlafen, eingebunden in kosmische Rhythmen.

So wie der Mensch sich im wachen Bewußtsein der äußeren irdischen Welt zuwendet und im Schlaf ganz in der geistigen Welt weilt, so ist der Mensch zwischen Geburt und Tod Erdenbürger, und zwischen dem Tode und einer neuen Geburt befindet er sich leibfrei in der geistigen Welt. Hier verarbeitet er das Erlebte und sammelt Impulse, die es ihm ermöglichen, einen neuen Leib seinen zukünftigen Aufgaben gemäß aufzubauen. In diesem Sinne kann auch der Ausspruch »der Schlaf ist der kleine Bruder des Todes« verstanden werden.

Verschiedene Schlafstörungen

Schlafstörungen können vielerlei Gründe haben, sie können von außen und von innen bedingt sein. Zu den *äußeren Ursachen* gehören zum Beispiel die umweltbedingten Störungen wie Lärm, Licht, zu hohe oder zu niedrige Raumtemperatur, ein schlechtes Bett, ungeeignetes Bettzeug und ähnliches. Auch nach raschem Ortswechsel auf Höhen über 1500 m kann der Schlaf schlecht sein. Jeder kennt Anpassungsschwierigkeiten in Situationen, in denen man genötigt ist, in einer neuen Umgebung und in einem fremden Bett zu schlafen. Daneben gibt es erziehungsbedingte Schlafstörungen, beispielsweise bei Kindern, die nicht an feste Zubettgehzeit gewöhnt wurden. Schlafstörungen können sogar durch Schlafmittel verursacht sein. Aber auch andere Medikamente können Schlafstörungen hervorrufen. Dazu gehören die amphetaminhaltigen Substanzen, die in Psychostimulantien und insbesondere in Appetitzüglern enthalten sind. Bei der Gruppe der Psychopharmaka sind es die Neuroleptika, Antidepressiva, sowie Lithiumsalze. Einen labilen Schlaf können auch Arzneimittel bewirken, die den Kreislauf anregen, außerdem Cortisonverbindungen, Antiepileptika, ephedrin- und theophyllinhaltige Medikamente (Grippe-, Husten, Schnupfen-, Bronchitis- und Asthmamittel, auch als Spray), blutdrucksenkende Mittel vom Typ der Beta-Blocker, Schilddrüsenmedikamente (Thyroxin), Digitalisglycoside (gegeben zur Unterstützung des Herzens) bei Überdosierung und auch Entwässerungsmittel. Hier sollte bei Fragen ein Arzt zu Rate gezogen werden.

Genußmittel wie Kaffee, Tee, Nikotin und Cola, zu spät nachmittags oder abends genossen, können ebenfalls den Schlaf beträchtlich stören. Zu umfangreiche Nahrungsaufnahme, zu schwere Speisen oder zu spätes Essen am Abend sind ebenfalls unzuträglich. Selbstverständlich führt auch ein unregelmäßiges Leben zu Schlafstörungen, ebenso wie Reisen in Ost-West-Richtung mit Zeitzonenwechsel (Jetlag) oder beruflicher Schichtwechsel.

Ursache *innerlich* ausgelöster Schlafstörungen sind in erster Linie akute oder chronische körperliche Erkrankungen. Hierzu gehören Erkrankungen des Herz-Kreislauf-Systems, des Zentralnervensystems (wie Krampfleiden oder die Parkinson-Krankheit), sowie des Magen-Darm-Traktes und des Bewegungsapparates.

Auch bei Umstellungsproblemen im Klimakterium, beim praemenstruellen Syndrom (Befindlichkeitsstörungen einige Tage vor Einsetzen der Menstruation), und bei psychiatrischen Erkrankungen wie Depressionen und Schizophrenien können Schlafstörungen auftreten.

Sehr häufig sind seelisch bedingte Störungen des Schlafs, die durch Sorgen und Nöte oder durch Ängste ausgelöst werden. Auch eine Überbeanspruchung im Alltag mit Nervosität und Streß kann den Schlaf nachhaltig beeinträchtigen.

Wichtig ist zu wissen, daß es häufig zu *Fehlwahrnehmungen* des Schlafzustandes kommt. Im Krankenhaus zum Beispiel klagt ein Patient bei der Visite, die ganze Nacht kein Auge zugetan zu haben, während der Nachbar erzählt, daß dieser über Stunden laut geschnarcht habe. Auch aus Untersuchungen im Schlaflabor ist dies bekannt. So geben vermeintliche Schlafstörungen nicht immer zur Besorgnis Anlaß. Man schläft meist mehr, als man meint.

Von *vorübergehenden Schlafstörungen* spricht man, wenn deren Dauer drei Wochen nicht überschreitet. Die Ursachen sind meist situationsbedingt, wie zum Beispiel Prüfungsangst oder andere aktuelle Sorgen.

Bei *chronischen Schlafstörungen* dauert die Störung länger an, trotz Wegfall der ursprünglichen Auslöser, so daß Ausmaß und Dauer in keinem Verhältnis zum Anlaß stehen.

Desweiteren wird unterschieden zwischen *Einschlafstörungen* und *Durchschlafstörungen* sowie *Früherwachen*.

Erwähnung sollen noch die *Parasomnien* finden, worunter man Schlafwandeln (Somnambulismus), nächtliches Aufschrecken (Pavor nocturnus), nächtliches Einnässen (Enuresis nocturna) und nächtliches Zähneknirschen (Bruxismus) sowie periodische Myoklonien (krampfartige Zuckungen im Schlaf) versteht. Hier können organische oder seelische Ursachen vorliegen, die gegebenenfalls durch einen Arzt abgeklärt werden sollten (Gliederzucken beim Einschlafen sind sehr verbreitet und nicht besorgniserregend).

HINWEISE ZUR BEHANDLUNG VON SCHLAFSTÖRUNGEN

Vorübergehende Schlafstörungen

Vor allem bei vorübergehenden Schlafstörungen können uns folgende Worte Goethes helfen:

> Wer nie sein Brot mit Tränen aß,
> Wer nie die kummervollen Nächte,
> Auf seinem Bette weinend saß,
> der kennt euch nicht, ihr himmlischen Mächte.

Solche Situationen gehören zum Menschsein. Leid und Schmerz können Helfer für uns sein. Sie bewirken einen höheren Grad an Bewußtsein und mehr Wachheit. Sie können uns zu Neuem führen. Viele große Dinge sind aus dem Leid geboren. In dieser Hinsicht kann uns auch Hermann Hesse wegweisend sein. In seinem kurzen Prosastück »Schlaflose Nächte« finden wir folgende Aussage:

»...Aber ich könnte einen Menschen nicht lieben, von dem ich wüßte, daß er in seinem Leben keine schlaflose Nacht gehabt hat, er müßte denn ein Naturkind von naivster Seele sein...

...Ich meine die innere Erziehung, welche das Nichtschlafen geben kann. Jedes Kranksein und Wartenmüssen ist ja ein nicht mißzuverstehender Lehrmeister. Doch ist die Schule aller nervösen Leiden besonders eindringlich...

Die Herrschaft über den eigenen Leib und über die eigenen Gedanken lehrt keine Schule so gut wie die der Schlaflosen...

Die Schlaflosigkeit ist eine Schule der Ehrfurcht - der Ehrfurcht vor allen Dingen, jener Ehrfurcht, die über das bescheidenste Leben den Duft einer fortwährend erhöhten Stimmung gießen kann...«

Weiter schildert Hermann Hesse, wie man das Laufen einer Maus, das Rollen eines Wagens, den Takt einer Uhr, das Geräusch eines Brunnens, den Laut des Windes, das Knarren der Möbel in einer unendlich anmutenden, schlaflosen Nacht ganz anders wahrnimmt als am Tage und darüber nachdenkt. Er beendet seine Ausführungen mit folgenden Worten:

»*In dieser Weise haben gewiß schon alle Schlaflosen aus der Not eine Tugend gemacht.*«

Einschlafstörungen

Wenn wir nun die Einschlafstörungen betrachten wollen, so sehen wir, daß diese vor allem von unserer inneren Einstellung abhängig sind. Im Sinne von Hermann Hesse können wir versuchen, uns nicht nervös zu machen. Indem wir nicht an die Leistungseinbuße, die sich eventuell am nächsten Tag einstellen könnte, denken, sondern dadurch, daß wir versuchen, die Ruhe der Nacht zu genießen. Wir können versuchen, in dieser Stille zu uns zu kommen. Ein Spaziergang mag für den einen, eine gute Lektüre für den anderen eine Hilfe sein, *den Tag beschaulich ausklingen zu lassen.*

Eine gute Vorbereitung für den Schlaf kann zum Beispiel ein Gebet, das Lesen der Psalmen oder der Evangelien sein.

Für Kinder gibt es ein schönes Abendgebet von Rudolf Steiner, das hilft, ohne Angst vertrauensvoll in den Schlaf zu kommen.

> Vom Kopf bis zum Fuß
> Bin ich Gottes Bild,
> Vom Herzen bis in die Hände
> Fühl ich Gottes Hauch;
> Sprech ich mit dem Mund,
> Folg ich Gottes Willen.
> Wenn ich Gott erblick'
> Überall, in Mutter, Vater,
> In allen lieben Menschen,
> In Tier und Blume,
> In Baum und Stein,
> Gibt Furcht mir nichts;
> Nur Liebe zu allem,
> Was um mich ist.

Auch Märchen sind für Groß und Klein eine ideale Hilfe, um sich auf den Schlaf vorzubereiten.

Wenn man sich dem Klang, dem Rhythmus und den Bildern von Gedichten wie dem folgenden von Goethe hingibt, wird man bald eine friedvolle innere Ruhe verspüren.

> Über allen Gipfeln
> Ist Ruh'
> In allen Wipfeln
> Spürest du
> Kaum einen Hauch;
> Die Vöglein schweigen im Walde.
> Warte nur, balde
> Ruhest du auch.

Eine weitere Möglichkeit, den Tag sinnvoll abzuschließen, kann eine *Tagesrückschau* sein. Man stellt sich den Tagesablauf rückwärts, vom Abend her anfangend, bildhaft vor. Dabei beobachtet man sich selbst von außen wie einen Fremden und läßt in umgekehrter Reihenfolge die Geschehnisse des Tages in Bildern, möglichst ohne Wertung und Emotionen, vor seinem inneren Auge vorbeiziehen. Bei einem depressiv gestimmten Menschen kann es sinnvoll sein, diese Übung zunächst so zu gestalten, daß er sich nur auf die positiven Ereignisse konzentriert.

Sowohl beim Erwachsenen, ganz besonders aber beim Kind, ist zu beobachten, wie ein *nicht rechtzeitiges Aufhörenkönnen*, wenn der »tote Punkt« überwunden ist, zu einem Überdrehtsein führt und das »Abschalten« dann noch schwerer fällt. So verzögert sich das Insbettgehen immer mehr, bis schließlich die Schlaf-Wach-Rhythmik beeinträchtigt ist.

Immer zur gleichen Zeit ins Bett gehen und aufstehen - auch an den Wochenenden -, regelmäßig die Mahlzeiten einnehmen, Pausen während des Tagesablaufes einschalten, das sind große Hilfen, Schlafstörungen vorzubeugen.
Bei Kindern ist es besonders wichtig, *feste Zubettgehzeiten* einzuhalten und einen »Einschlafritus« zu pflegen. Ein Liedchen, ein Gebet, eine Geschichte oder ein Märchen, vielleicht eine Art Rückschau auf den Tag, bei der Schlechtes vorsichtig objektiv besprochen, vor allem aber Gutes gelobt wird, werden dazu beitragen, gut in den Schlaf zu finden.

Je mehr es dem Erwachsenen gelingt, selbst auch ruhig und beschaulich zu werden, desto positiver wird es natürlich für alle sein. Aufregende Lektüren, Fernsehen und Krimis sind vor dem Zubettgehen absolut ungeeignet.

Als Einschlafhilfen seien *auch äußere Anwendungen* erwähnt. Kalte Füße hindern am Einschlafen. So ist es sinnvoll, auf warme Füße zu achten und gegebenenfalls mit Socken oder einer Wärmflasche nachzuhelfen. Auch warme Fußbäder, eventuell mit Fichtennadel- oder Lavendelbademilch, ebenso wie kalte Ober-Unterschenkel-Güsse (nicht länger als 5-8 Sekunden) oder Ganzkörperwaschungen mit kaltem Wasser, in das man beruhigende Zusätze geben kann, können hilfreich sein. Nach der zügig durchgeführten Abwaschung lege man sich dann unabgetrocknet ins Bett. Bei manchen Menschen kann auch eine feuchte Dreiviertel-Packung dem Schlafe förderlich sein. Voraussetzung für eine Kaltanwendung ist, daß der Patient in der Lage ist, auf diese Anwendung mit vermehrter Körperwärme zu reagieren. (Niemals kaltes Wasser auf kalte Körperteile!) Auch ein warmes Bad mit Lavendel oder Fichtennadel ist empfehlenswert; es darf aber nicht zu heiß sein (etwa 36° bis 37° C), sonst kann es auch wieder anregend wirken.

Bei manchen Menschen, vor allem bei Kindern, kann eine Ganzkörper- oder Arm- und Brustkorbeinreibung mit Malvenöl (zum Beispiel Oleum Malvae comp./ Wala) schlaffördernd wirken.

Ein unruhiges Herz wird durch ein kaltes Unterarmbad, beispielsweise mit einem Arnika-Zusatz, beruhigt. Man sollte danach die Arme nicht abtrocknen, sondern trockenschlenkern. Auch eine Arnika-Herzkompresse oder ein Läppchen, das mit Aurum/Lavendula/Rosae-Salbe (Weleda) bestrichen auf die Herzgegend gelegt wird, kann hier helfen.

Bei den nachts quälenden unruhigen Beinen hat es sich bewährt, die Fußsohlen kräftig mit einem eisenhaltigen Öl oder auch einer entsprechenden Salbe (z.B. Ferrum met. 0,4%/ Weleda) einzureiben. Außerdem sind kalte Unterschenkelgüsse und gymnastische Übungen, bei denen die Beine im Liegen in die Höhe gestreckt werden (»Kerze« oder »Radfahren«) günstig. Streß und vor allem füllige Mahlzeiten sind bei diesen Beschwerden so weit als möglich zu meiden.

Desweiteren erleichtern *Schlaf- und Beruhigungstees* das Einschlafen. Viele fertige Mischungen sind erhältlich. Man kann sich aber auch selbst einen Tee zusammenstellen. Günstig sind beispielsweise Lavendelblüten, Malvenblüten, Hopfenblüten und Baldrianwurzel; auch Kamille, Johanniskraut sowie Majoran und Melisse sind abends angebracht. Die schlaffördernde Wirkung kann durch einen Löffel Honig unterstützt werden.

Schon erwähnt wurde, daß eine späte Abendmahlzeit sich ungünstig auf den Schlaf auswirkt. Man sagt nicht ohne Grund:»Essen und Trinken hält Leib und Seele zusammen.« Abends sollte sich unsere Seele aber lösen können, um sich anderen Aufgaben zuzuwenden. Deshalb gilt, wie der Volksmund sagt:»Morgens soll man wie ein Kaiser, mittags wie ein König und abends wie ein Bettler essen.« Vor allem sollte man am Abend nicht zu spät (möglichst nicht nach 18.00 Uhr), nicht zu viel und nichts zu schwer Verdauliches essen.

Wichtig für einen guten Schlaf ist, daß die *Zimmertemperatur* weder zu niedrig noch zu hoch ist. Ideal sind 14° bis 18°C. Selbstverständlich sollte man das ruhigste Zimmer in der Wohnung als Schlafzimmer benutzen, verbringt man hier doch viele Stunden. Es ist wissenschaftlich erwiesen, daß Lärm streßt. Auch wenn wir ihn scheinbar nicht wahrnehmen und trotzdem gut schlafen, ist ein Anstieg der Streßhormone und des Cholesterins zu verzeichnen. Ob das Fenster offen oder geschlossen sein soll, muß individuell entschieden werden. Bei Lärmbelästigung, bei Nebel oder Smog empfiehlt es sich, die Fenster zu schließen. Auch wenn man sich durch die Natur draußen stark bedrängt fühlt, kann es besser sein, nach gründlichem Lüften bei geschlossenem Fenster zu schlafen.

»Wie man sich bettet, so schläft man.« Auch die *Lagerstätte* spielt eine große Rolle; sie sollte nicht zu weich, aber auch nicht zu hart sein. Sowohl bei den Matratzen, als auch bei den Zudecken und der Nachtkleidung sind allein Naturstoffe empfehlenswert. Wegen des besseren Abdünstens ist es vorteilhaft, die Matratze nicht direkt auf den Boden zu legen. Am besten ist ein Bett mit einem Lattenrost und einer einteiligen Matratze (zum Beispiel aus Latexschaum und einer Wollauflage). Die Zudecken sollten warm genug sein; sehr gut sind mit Wolle gefüllte sogenannte Rheumadecken. Probleme können Federbetten bereiten; sie führen leicht zu einem Hitzestau, der bei Kindern sogar erhöhte Temperaturen oder Fieber verursachen kann. Auch das Kopfkissen ist von Bedeutung. Für Kinder kann besonders ein Hirsekissen empfohlen werden. Diese Kissen, entweder mit Hirsespelzen oder ganzer Hirse gefüllt, sind sehr angenehm. Das Näschen bekommt genügend Luft, das Kissen schmiegt sich der Kopfform an und es riecht immer schön frisch. Natürlich kann ein solches Kissen auch für Erwachsene günstig sein.

Beim Säugling sollte man darauf achten, daß er genügend Geborgenheit erfährt, was durch einen »Himmel« (zartes Seidentuch) über dem Bettchen oder der Wiege erreicht wird. Genauso, wie wir uns nicht recht wohlfühlen würden, wenn unser Bett in einem Saal stünde, genauso ist es für das kleine Kind, wenn es in einem Zimmer ungeschützt liegt.

Durchschlafstörungen

Auch hier gelten Hermann Hesses Gedanken. Beim Wachliegen sollte man versuchen, keine Unzufriedenheit aufkommen zu lassen. Gefühle des Ärgers oder des Neides dem schlafenden Bettnachbarn gegenüber können verwandelt werden: Es gibt sicherlich einiges zu beobachten, das uns positiv und wohlwollend stimmen kann. Die Stille der Nacht und die Dunkelheit müssen nicht bedrohlich erlebt werden. Wie friedvoll ist die Stille! In der Dunkelheit kann es durch lichtvolle Gedanken inwendig um so heller werden. Ruhe und Gelassenheit können geübt werden. Manchem hilft ein Buch, anderen ein Gedicht. Oder wir blicken durch's offene Fenster, bewundern die Sterne und den Mond am Himmel und genießen die frische Luft. Man muß sich darüber klar sein, daß man ja schon Schlaf hinter sich hat und es gar nicht so schlimm ist, daß man nun wach ist. Wenn man in der zweiten Hälfte der Nacht aufwacht, mag dies zwar lästig erscheinen, für die Regeneration ist es jedoch weniger schwerwiegend, als zunächst vermutet. Je nach Situation und Befinden wird man ruhig und entspannt liegen bleiben und sich ruhend erholen, oder man wird sich sinnvoll beschäftigen. Vielleicht notieren wir gute Ideen und Einfälle, sonst sind sie leicht wieder vergessen.

Das Früherwachen

Nun sei noch kurz das Früherwachen besprochen. Ein frühes Erwachen am Morgen rührt meist daher, daß man genug geschlafen hat. Da kann man sich sagen: »Morgenstund hat Gold im Mund« und freudig den Tag

beginnen. Wie wunderschön kann es sein, dem Vogelgesang am Morgen zu lauschen. Was für ein erhabenes, besonderes Erlebnis ist es, die Morgenröte, den Sonnenaufgang mitzuerleben.
So kann man allen Situationen auch etwas Positives, etwas Besonderes abgewinnen.

Neben diesem »normalen« Früherwachen kann ein Blutdruckabfall bei blutdrucklabilen Menschen ein Weckreiz sein. Wenn ältere Menschen dann zur Toilette gehen, besteht, wenn zusätzlich durch Schlafmittel das Bewußtsein gedämpft ist, die Gefahr eines Sturzes. Dies ist eine häufige Ursache von Oberschenkelhalsbrüchen in den frühen Morgenstunden. Desweiteren kann das Früherwachen aber auch ein Zeichen einer ernsten Erkrankung, beispielsweise einer endogenen Depression, sein.

Alle krankheitsbedingten Schlafstörungen sollten selbstverständlich nicht mit einer Selbstbehandlung angegangen werden: es sollte *unbedingt der Arzt zu Rate gezogen werden!*

Mit Schlafstörungen einhergehende krankhafte Erscheinungen

Häufig wird der Schlaf durch *Schnarchen* begleitet. Dies kann Folge von Erkältungen, Allergien, Nasennebenhöhlenerkrankungen sowie vergrößerten Mandeln sein. Eine entsprechende Behandlung ist hier angebracht und schafft Abhilfe. Daneben tritt das Schnarchen in Rückenlage vor allem bei beleibten Menschen auf. Das im Rachenraum eingelagerte Fettgewebe gerät in Schwingung und begünstigt dadurch lautes Schnarchen. Der Schlaf ist dadurch flacher und weniger erholsam.

Das sogenannte *Schlaf-Apnoe-Syndrom* ist hauptsächlich bei Männern mittleren und höheren Alters zu finden, besonders wenn diese übergewichtig sind. Es handelt sich hierbei um Atemstop-Zustände, die bis zu zwei Minuten und länger andauern und zehnmal in der Stunde oder noch häufiger auftreten. Der Atemstillstand wird oft durch ein extrem lautes Aufschnarchen beendet. Der Sauerstoffmangel und ein kurzfristig stark erhöhter Blutdruck können eine sehr ernste Belastung für Herz und Kreislauf bedeuten. Dagegen ist ein kurzfristiges Aussetzen der Atmung auch beim normalen, gesunden Schlaf möglich. Beim Übergewichtigen zwingt der Leibesumfang vorwiegend auf dem Rücken zu schlafen, was vor allem bei flacher Lage ungünstig ist. Das Höherlegen des Oberkörpers kann hilfreich sein.

Eine konsequente Gewichtsreduktion kann die Symptome zum Verschwinden bringen. Sofern erforderlich, ist auch eine Untersuchung in einem Schlaflabor möglich. Von negativem Einfluß sind natürlich auch Nikotin, Alkohol sowie dämpfende Medikamente. Da Krankheiten als Ursache nicht auszuschließen sind, ist die Konsultation eines Arztes anzuraten.

Eine neue Krankheit, das sogenannte *chronische Müdigkeitssyndrom* (CFS, chronique-fatigue-syndrome), macht seit 1988 zunehmend Schlagzeilen. Eine Immunschwäche, Viren und chronischer Disstreß (seelische und körperliche Instabilität) sind Faktoren, die als Verursacher in Betracht kommen. Daß virusbedingte Erkrankungen eine Rolle spielen ist nicht gesichert. Die Ursachen sind eigentlich unbekannt. In den USA sollen viele Menschen davon befallen sein, und das quälende Leiden breitet sich auch bei uns epidemisch aus. Viele Patienten sind für längere Zeit arbeitsunfähig. Trotz dauerhafter Müdigkeit kann dieses Syndrom mit Schlaflosigkeit einhergehen.

Rudolf Steiner sagte 1924 zu jungen Ärzten, daß die Jugend sich nicht ungestraft veroberflächlichen darf, da sie sich sonst bis ins Organische hinein ruinieren würde. Er führte aus, daß, wenn sich die Menschen nicht geistig vertiefen, sie nicht mehr richtig schlafen können. Die Folge wird sein, daß ausgebreitet über die ganze Erde Epidemien von Schlaflosigkeit auftreten werden, und daß diese Menschen für die Zivilisation nicht mehr wirken können. Ist das chronische Müdigkeitssyndrom vielleicht eine solche Zeiterscheinung?

Einschlafängste im Kindesalter sind heute recht häufig. Eine Studie aus Freiburg ergab, daß die Kinder als Ursache an erster Stelle Fernsehfilme nannten. Dies wurde von den Eltern jedoch unterbewertet. Ferner fanden sich Angst vor der Dunkelheit, vor dem Alleinsein, Schulprobleme und Familienstreit.

Spezifische Störungen des Schlafes im Kindesalter sollten mit dem Arzt besprochen werden. Hierzu gehören unter anderem das Schlafschaukeln, das psychisch, aber auch hirnorganisch bedingt sein kann, Pavor nocturnus (nächtliches Aufschrecken) und Bettnässen (Enuresis nocturna). Letzteres kann auch organische Ursachen haben. Auf jeden Fall sollten Streß, Unruhe und Überlastung mit Sinnesreizen vermieden und ein regelmäßiger Tagesrhythmus, in dem körperliche und seelische Aktivitäten harmonisch wechseln, angestrebt werden. Ein Bemühen um eine behütete Atmosphäre ohne intellektuelle Überforderung vermag vieles. Wichtig ist es, Störungen nicht zu dramatisieren. Man wird das Kind liebevoll beruhigen und nach möglichen Ursachen suchen, wie zum Beispiel zwischenmenschliche oder schulische Belastungen oder verletzende Erlebnisse. Ein häufiger, jedoch absolut vermeidbarer Auslöser ist das Fernsehen (zum Beispiel Monster-Filme).

Die verschiedenen Schlafmittel

Synthetische Schlafmittel

Die synthetischen Schlafmittel führen nicht zu einem physiologischen, heilsamen Schlaf, weil sie die Schlafrhythmik und die Schlafstruktur störend beeinflussen. Es werden entweder die REM- oder die Tiefschlafphasen verändert. »Jede anderslautende Erklärung ist entweder eine Wunschvorstellung oder eine unqualifizierte Werbeaussage« (Faust-Hole). Grundsätzlich ist zu bedenken, daß der Wirkmechanismus der Schlafmittel noch weitgehend unbekannt ist. Viel Unheil ist durch diese Medikamente entstanden: Denken wir nur an das Contergan. Bei der Suche nach einem ungefährlichen Schlafmittel wurde es entwickelt. Welche Illusionen wurden und werden auch heute noch mit diesen Substanzen geweckt! Benzodiazepine bewirken eine retrograde Amnesie, das heißt sie beeinflussen das Gedächtnis so, daß der Patient am nächsten Morgen von möglichen nächtlichen Wachperioden nichts mehr weiß! Das führt zu einer Fehleinschätzung des Medikamentes. Diese Gefahr ist im Alter umso größer, und je kürzer wirksam diese Präparate sind. Bei manchen Eingriffen macht man sich diesen Effekt sogar zunutze - der Patient erinnert sich dann beispielsweise gar nicht mehr an die stattgefundene Magenspiegelung. Werden solche Medikamente tagsüber genommen - zum Beispiel um Angst und Unruhe zu unterdrücken - kann sogar eine Verwirrtheit vorgetäuscht werden (Pseudodemenz): die betreffende Person stellt womöglich binnen weniger Minuten dieselbe Frage zweimal, da sie sich an die erste nicht erinnert! Kürzlich war zu lesen, daß in England erhöhte Kriminalität durch Schlafmittelmißbrauch beobachtet wurde. Auch die zahlreichen durch Schlafmittel herbeigeführten Selbstmorde sollte man sich einmal vor Augen führen.

Alte Menschen sind durch Schlaf- und Beruhigungsmittel besonders gefährdet, weil die Wirkungsdauer durch einen langsameren Abbau um ein Mehrfaches gegenüber jüngeren Menschen verlängert sein kann. Noch Wochen nach Absetzen eines nur 14 Tage verabreichten Benzodiazepam-Präparates wurden bei älteren Menschen Nachwirkungen registriert. Zu bedenken ist auch die Sturzgefährdung, wenn die Menschen nicht ganz erwacht sind und beispielsweise nachts das WC aufsuchen.

Bereits nach kurzer Einnahmedauer tritt ein *Wirkungsrückgang* ein. Eine längere Anwendung von Schlafmitteln kann somit dazu führen, daß der Betroffene länger wach liegt als ohne Medikation. Die meisten Schlafmittel führen zur *Abhängigkeit*. *Nebenwirkungen* verschiedenster Art (Magen-Darm-Störungen, Leber-, Herz- und Nierenschädigungen, psychische Veränderungen) sind bekannt. Bedenklich sind auch die *Arzneimittel-Wechselwirkungen*. Hierbei können andere, unter Umständen lebensnotwendige Medikamente, einen Wirkungsverlust bis hin zur völligen Wirkungslosigkeit erfahren. Andererseits gibt es Wechselwirkungen, die zu Wirkungsanstiegen bis zur Vergiftung führen. Außerdem besteht die *Gefahr der Summation,* das heißt der Verstärkung zum Beispiel zwischen Schlafmitteln und Beruhigungsmitteln oder Neuroleptika und Antidepressiva. Bei gleichzeitiger Einnahme von Schlafmitteln und Alkohol summiert sich die Wirkung so beträchtlich, daß dies zu ernsten Folgen führen kann.

Sehr kritisch sollte man gegenüber Medikamenten sein, in denen neben pflanzlichen Drogen wie Baldrian und Hopfen zusätzlich synthetische Substanzen (Barbiturate, bromhaltige Substanzen oder Diphenhydramin usw.) enthalten sind. Der pflanzliche Zusatz mindert die Gefährdungsmöglichkeit durch die Hauptdroge nicht!

Alkohol als Schlafmittel?

Alkohol, als Einschlafhilfe genossen, ist keinesfalls harmlos. Schon geringe Mengen verändern den Schlaf. Es wird zwar ein rasches Einschlafen und eine schnelle erste Traumphase erreicht, der Tiefschlaf aber ist vermindert und die REM-Phasen sind deutlich verkürzt. Es kommt zu Veränderungen bei der Ableitung der Hirnströme (der EEG-Ableitungen).

Schlafmittel aus der anthroposophischen Medizin

Auf homöopathischer, naturheilkundlicher oder anthroposophischer Basis gibt es eine Reihe von Substanzen, die dem Menschen helfen, besser in den Schlaf zu finden. Diese Mittel erzeugen weder Abhängigkeit noch bewirken sie wesentliche Veränderungen der Schlafstruktur. Am besten ist es, wenn diese Heilmittel vom Arzt für den Patienten individuell ausgewählt werden. Deshalb soll hier nur andeutungsweise einiges erwähnt werden.

Wenn wir die bekanntesten schlaffördernden Medikamente dieser Gruppe anschauen, so fällt auf, daß hauptsächlich Blütenpflanzen Verwendung finden (Hopfenblüten [Humulus lupulus], Passiflora, Lavendelblüten, Malvenblüten). Auch Schwefel, der dem Zerstäubenden des Blütenprozesses ähnlich ist, kommt in entsprechender Verdünnung zur Anwendung. Daneben helfen auch Blätter mit blütenähnlichem Charakter und einem hohen Anteil ätherischer Öle wie z.B. Melissenblätter sowie die Baldrianwurzel, die von blütenhaftem Duft durchdrungen ist.

Avena sativa, der Hafer, besitzt auch eine schlaffördernde Wirkung. Coffea tosta in einer höheren Potenz kann im Sinne von »similia similibus curentur« (Gleiches heilt Gleiches) bei Unruhezuständen helfen, die denen nach zu reichlichem Kaffeegenuß ähnlich sind. Auch der aus der Südsee stammende Wurzelstock Kava-Kava hat eine angstlösende, nervöse Spannungs- und Unruhezustände vertreibende Wirkung, verändert aber gelegentlich die Träume. Bei mehr depressiver Komponente kann Johanniskraut hilfreich sein.

Der anthroposophisch orientierte Arzt wird, je nach Konstitution des Patienten und eventuell vorhandenen funktionellen Schwächen innerer Organe, aus einer Vielzahl von Heilmitteln die Wahl treffen. So können zum Beispiel auch Bryophyllum, Phosphor, Schwefel, Hepatodoron und Vitis comp. zur Anwendung kommen.

Weitere Therapiemöglichkeiten aus der anthroposophischen Medizin

Neben der medikamentösen Therapie, den äußeren Anwendungen und den mehr diäthetisch-hygienischen Anregungen gibt es noch eine Reihe anderer Möglichkeiten, Schlafstörungen zu behandeln. Die Magnettherapie, bei der ein physikalischer Magnet verwendet wird, sei hier nur am Rande erwähnt. Besonders die *künstlerische Therapie*, wie zum Beispiel Malen, Plastizieren, Musiktherapie und Sprachgestaltung, sowie die *Heileurythmie* können grundlegend zur körperlichen und seelischen Harmonisierung und Heilung beitragen. Eine enge Zusammenarbeit von Arzt und Therapeut ist dabei unerläßlich.

Im allgemeinen nicht wie bei den Therapien auf spezifische Krankheitsstörungen ausgerichtet, wirkt jegliches künstlerische Tun ausgleichend und ist somit dem gesunden Schlaf förderlich.

Schlafstörungen haben einen Sinn

Wie eingangs erwähnt, handelt es sich bei Schlafstörungen nicht um Krankheiten, sondern sie sind Symptome für physische, seelische und geistige Probleme. Ursachen der Schlaflosigkeit können also körperliche Erkrankungen, seelische Unausgeglichenheit und geistige Vereinseitigung sein.

So betrachtet sind Schlafstörungen ein Anzeichen dafür, daß etwas nicht in Ordnung ist. Sie sind ein Hinweis des Organismus auf die Notwendigkeit einer Korrektur. Wir werden wacher für Probleme. Wir werden aufmerksam gemacht auf Fehler, z.B. auf einen falschen, unrhythmischen Lebenswandel, auf die Überflutung mit Sinneseindrücken, die uns unverdaut belasten, und anderes. Schlaflosigkeit ist, wie alle Leiden, eine Grunderfahrung im menschlichen Erdenleben.

Das Therapieren an Symptomen vermag niemals das zugrundeliegende Problem zu lösen. Krankheit und Leid haben ihre Bedeutung in unserem Leben und können nicht einfach ausgemerzt werden, nur weil man heute in vielen Fällen die Mittel dazu zu haben glaubt. Die Suche nach den Ursachen ist durch das bloße Beseitigen der Symptome erschwert oder gar verhindert; es besteht die Gefahr, daß weit schlimmere Schäden daraus resultieren.

Wann soll man ins Bett gehen?

So wie das Schlafbedürfnis bei jedem Menschen verschieden ist, so ist auch die günstigste Zeit des Zubettgehens individuell unterschiedlich. Allgemein gültig ist jedoch, daß ein regelmäßiges Zubettgehen die Schlafqualität fördert, wobei besonders der Schlaf vor Mitternacht erholsam ist. Im Englischen wird er »beauty sleep« genannt, was Schönheitsschlaf bedeutet.

Das folgende Gedicht von Johann Peter Hebel, überschrieben mit »Wächterruf«, sagt etwas über die Zeit des Schlafengehens aus.

Wächterruf

Höret, was ich euch will sagen!
Die Glocke, die hat 10 geschlagen.
Jetzt betet und jetzt geht ins Bett,
Und wer ein gut Gewissen hat,
Schläft sanft und wohl! Im Himmel wacht
Ein heiter Aug' die ganze Nacht.

Höret, was ich euch will sagen!
Die Glocke, die hat 11 geschlagen.
Und wer noch bei der Arbeit schwitzt,
Dem sei's zum letzten mal gesagt:
S'ist hohe Zeit! Nun gute Nacht!
.....
Höret, was ich euch will sagen!
Die Glocke, die hat 12 geschlagen.
Und wo noch in der Mitternacht
Ein Herz in Schmerz und Kummer wacht,
Gott geb' dir eine Stille Stund;
Mach froh dich wieder und gesund!

Höret, was ich euch will sagen!
Die Glocke, die hat 2 geschlagen.
Die Schwere Sorg' am Herzen nagt,
Du armer Mensch dein Schlaf ist hin;
Gott sagt, was trübst du deinen Sinn? .....

Selbstverständlich ist, daß Kinder ihrem Alter entsprechend rechtzeitig und zu festen Zeiten ins Bett zu bringen sind. Alte Menschen dagegen sollten sich nicht zu früh schlafen legen. Sie benötigen weniger Schlaf und quälen sich unter Umständen mit einer Schein-Schlafstörung, weil sie sich zu lange im Bett aufhalten. Natürlich gibt es auch Berufe und Lebenssituationen, in denen ein regelmäßiger Rhythmus nicht möglich ist (beispielsweise Schichtarbeit, Nachtdienst, Bereitschaftsdienst). Wenngleich für die Schlafqualität ungünstig, so handelt es sich hier um Notwendigkeiten, die einige Menschen zum Wohle anderer auf sich nehmen.

Wieviel Schlaf braucht der Mensch?

Auch auf diese Frage gibt es keine allgemeingültige Antwort. Zum einen ist die Dauer des benötigten Schlafes vom Alter des Menschen abhängig. Wie bereits erwähnt, braucht das Kind wesentlich mehr Schlaf, als der Erwachsene oder gar der alte Mensch. Zum anderen ist aber auch die Länge des benötigten Schlafes sowohl individuell von Mensch zu Mensch als auch von Situation zu Situation verschieden. In Zeiten überwiegend geistiger Arbeit (Lernen) ist Schlaf besonders wichtig. Jeder Mensch muß selber herausfinden, welches die für ihn der jeweiligen Lebensphase entsprechend richtige Schlafdauer ist.

So wie ein zu kurzer oder ein gestörter Schlaf Probleme bereitet, so kann sich vor allem aber ein *Zuviel an Schlaf* negativ auswirken. Zuviel Schlaf ist schädlicher, als zuwenig. Im letzteren Falle holt der Organismus den nötigen Schlaf später nach. *Zuviel Schlaf* kann dagegen problematisch werden. Wer ist nicht schon an einem Wochenende zerschlagen, verquollen und unausgeglichen aufgestanden, weil er zu lange geschlafen hat? Wie anfangs beschrieben, erfolgt der Aufbau des Leibes, die Regeneration, hauptsächlich nachts. Zuviel Aufbau kann jedoch ebenfalls zu Erkrankungen führen. Gesundheit ist ein labiles Gleichgewicht zwischen zu viel und zu wenig. Statistisch ist gesichert, daß Menschen mit einer täglichen Schlafdauer zwischen sieben und acht Stunden im Durchschnitt älter werden als solche mit längeren Schlafzeiten. Die Sterblichkeit nimmt zu beiden Extremen hin zu. Ein Zuviel an Vitalität kann beispielsweise einen geeigneten Boden für Erreger bilden und zu Infektionskrankheiten führen. Anderseits kann man sich vorstellen, daß wenn man zu lange schläft und das Geistig-Individuelle nicht hereinwirkt, der physische Leib zu stark die Erdenkräfte in sich ausbildet und damit der Sklerose oder gar der Krebsentstehung Vorschub leistet. Könnte hier Schlaflosigkeit nicht Ausdruck einer Selbstheilungstendenz sein?

Die Bedeutung des Tageslebens für den Schlaf

Abschließend wenden wir uns nochmals der Tages-Seite, dem Wachen zu. Der Schlaf ist nur begreifbar als rhythmisch, regelmäßig sich wiederholender Vorgang, der das Wachen unterbricht und uns in eine andere Beziehung zur Welt setzt.

Schon wie man morgens den Tag beginnt, ist wichtig. Ein altes Sprichwort lautet:

> Nimm dir Zeit und Ruh am Morgen,
> dann hast du am Tage weniger Sorgen.

Steht man nicht hektisch, sondern geruhsam auf, so wirkt sich dies auf den ganzen Tagesablauf positiv aus. Beginnen wir dagegen mißmutig den Tag, wird alles schwerer fallen. Wenn wir versuchen, selbst wenn wir weniger frisch aufwachen, uns morgens auf das Wesentliche zu besinnen und dankbar und froh darüber sind, daß wir an diesem Tag wieder neu beginnen können, geht alles leichter. So kann auch eine kurze Vorschau auf den Tag in mutiger, bejahender Gesinnung hilfreich und ordnend wirken. Wer morgens schwer in Gang kommt, kann sich mit einer Rosmarin-Abwaschung helfen, um tatkräftig und initiativ seine Aufgaben anpacken zu können.

All das, was wir den Tag über tun, was wir erleben, was wir uns für Gedanken und Vorstellungen machen, wirkt sich auf den Schlaf aus, auf das, was wir an Hilfe erleben können, mit welchen geistigen Wesenheiten wir in Verbindung treten. Ob wir uns mit geistigen oder religiösen Inhalten befassen, nach dem tieferen Sinn des Seins fragen oder nicht, hat eine Bedeutung. Natürlich wirkt es sich auch aus, wenn wir den Tag faul und bequem, innerlich und äußerlich ohne Regsamkeit verbringen. Nach körperlicher, seelischer und geistiger Aktivität werden wir besser schlafen. Günstig ist es, wenn diese sich abwechseln. Das bedeutet beispielsweise, daß man versuchen sollte, soviel wie möglich zu Fuß zu gehen, aber nicht nur des Körpers und der Gesundheit wegen, sondern mit offenen Augen die Natur und andere Menschen liebevoll und interessiert beobachtend. Zwischen Zeiten der Anspannung können immer auch kurze Pausen der beschaulichen Entspannung eingelegt werden. Einen Augenblick innehalten und loslassen, bevor man sich einer nächsten Sache zuwendet, trägt viel zur Ausgeglichenheit bei. So gilt es zum Lebenskünstler zu werden. Wie bereits erwähnt, kann uns auch das künstlerische Tun helfen, im Alltag Kraft zu schöpfen. Malen, Plastizieren, Musizieren und Eurythmie können dazu beitragen, positiv und initiativ im Leben zu stehen; sie intensivieren und verbessern das Wachleben und somit auch den Schlaf.

Zusammenfassung

Wir tauchen jede Nacht in die ursprünglichen Schöpferkräfte ein. Höhere Wesenheiten sind tätig, um unseren Leib aufzubauen und zu erhalten. Gewöhnlich bleiben uns diese Vorgänge verborgen; unser Bewußtsein erlischt mit dem Einschlafen. Unsere Gedanken, unsere Gefühle und Taten während des bewußten Wachlebens sind für das Geschehen im Schlafe von großer Bedeutung. Je mehr wir im Tagesleben bewußt und positiv unseren Aufgaben nachgehen, ohne uns in der materiellen Außenwelt zu verlieren, je mehr wir uns durch liebevolles Interesse an allen Dingen der Welt und an den Mitmenschen erwärmen, je mehr wir versuchen, zur Erkenntnis des Wesentlichen durchzudringen, desto mehr kann sich im Schlafe Göttlich-Geistiges offenbaren. Unser Wachleben wirkt sich auf den Schlaf aus, nicht nur indem wir für den Aufbau des eigenen Organismus Positives oder Negatives erfahren, sondern auch so, daß wir auf andere geistige Wesen, zum Beispiel auch auf Verstorbene, störend oder helfend wirken.

Jeder Mensch hat individuelle Kräfte und Fähigkeiten und einen individuellen Schlafbedarf. Es gilt, bei allem die goldene Mitte, das rechte Maß herauszufinden. Der Rhythmus zwischen einer durchgeistigten körperlichen Tätigkeit und einer vom Willen befeuerten geistigen Regsamkeit, der Rhythmus zwischen Aktivität (Anspannung) und ruhigem, beschaulichem Betrachten (Entspannung) ist von großer Bedeutung. Genauso, wie das Tagesleben von Rhythmen durchzogen sein sollte, so sollen sich auch Wachen und Schlafen rhythmisch abwechseln. Je mehr sich der Mensch bewußt und freiwillig in die kosmischen Rhythmen eingliedert, je mehr kann Heilendes hereinwirken.

Nicht Furcht, nicht ängstliche Selbstbeobachtung, sondern ruhiges Vertrauen, Zufriedenheit und Dankbarkeit für alles, was uns schicksalsmäßig begegnet, das sind Seelenstimmungen, die uns helfen, eine positive Beziehung zum Leben zu bekommen.

Literaturangaben

Faust, Volker; Holo, Günter. *Der gestörte Schlaf und seine Behandlung.*
2. Auflage. Ulm: Universitätsverlag, 1992.

Leutner, Viktor. *Schlaf, Schlafstörung, Schlafmittel.*
4. Auflage. Grenzach-Wyhlen: Roche Ineraktiv, 1991.

Peter, J.H.; Penzel, T.; Cassel, W.; von Wichert, P. *Schlaf - Atmung - Kreislauf.*
Berlin, Heidelberg: Springer, 1993.

Dr. med. habil. Hecht, Karl. *Selbsthilfe bei Schlafstörungen.*
Frankfurt, Berlin: Ullstein, 1993.

Roßlenbroich, Bernd. *Die rhythmische Organisation des Menschen. Aus der chronobiologischen Forschung.* Stuttgart: Freies Geistesleben, 1994.

Prof. Klockgether, Thomas. *Disorders of Sleep. Aus: Neurological Disorders.*
Academie Press, 1996.

Treichler, Rudolf. *Schlafen und Wachen. Vom rhythmischen Leben des Ich.*
Stuttgart: Freies Geistesleben, 1985.

Raschen, Klaus. *Der Schlaf. Eine pastoralmedizinische Studie.*
Stuttgart: Urachhaus, 1987.

Goebel, Wolfgang; Glöckler, Michaela. *Kindersprechstunde.*
Stuttgart: Urachhaus, 1984.

Rudolf Steiner
– Die Geheimwissenschaft im Umriß, GA 13
– Theosophie, GA 9
– Die Brücke zwischen der Weltgeistigkeit und dem Physischen des Menschen, GA 202
– Anthroposophische Menschenkenntnis und Medizin, GA 319
– Grundlegendes zu einer Erweiterung der Heilkunst, GA 27
– Geisteswissenschaft und Medizin, GA 312
– Physiologisch-Therapeutisches auf Grundlage der Geisteswissenschaft, GA 314
– Der Mensch im Lichte von Okkultismus, Theosophie und Philosophie, GA 137
– Meditative Betrachtungen und Anleitungen zur Vertiefung der Heilkunst, GA 316
– Dritter Naturwissenschaftlicher Kurs, GA 323
– Vom Leben des Menschen und der Erde , GA 349

Einzelvorträge von Rudolf Steiner
– Was tut der Engel in unserem Astralleib? Zürich, 9. Oktober 1918
– Das Geheimnis des Todes. Esoterische Betrachtungen Stuttgart, 24. November 1915

Weiterführende Literatur:

Aus der Reihe der Merkblätter des Vereins für Anthroposophisches Heilwesen e.V.:
– Nervosität - Ich habe keine Zeit, Nr. 101
– Die Heilkräfte des Denkens, Nr. 104
– Meditation als Heilkraft der Seele, Nr. 118
– Anthroposophische Medizin und ihre Heilmittel, Nr. 113

Verlag Freies Geistesleben, Stuttgart:
Leber, Stefan. *Der Schlaf und seine Bedeutung. Geisteswissenschaftliche Dimensionen des Un- und Überbewußten*, 1. Aufl. 1997.

Literaturhinweise (eine Auswahl)

Best.-Nr.

Walther Bühler
26 Der Heilberuf als Lebensaufgabe

Walther Bühler
40 Die zweifache Abstammung des Menschen

Rudolf Treichler, Walther Bühler u. Alfred Schütze
101 Nervosität. Ich habe keine Zeit.

Walther Bühler
104 Heilkräfte des Denkens

Walther Bühler und Ursula Anders
111 Die Furcht vor dem Tode. Schöpferisches Altern

Walther Bühler und Otto Wolff
113 Anthroposophische Medizin und ihre Heilmittel

Wilhelm zur Linden,
Walther Bühler und Otto Wolff
114 Kinderkrankheiten haben einen Sinn

Walther Bühler
118 Meditation als Heilkraft der Seele

Walther Bühler
120 Hat das Leben einen Sinn?
Schicksal und Wiederverkörperung

Walther Bühler und Kurt Brotbeck
123 Willensschulung – eine Notwendigkeit
in Pädagogik und Selbsterziehung

Lore Degeller
128 Rheuma – eine Volkskrankheit unserer Zeit

Johannes Bockemühl
129 Krankhafte Störungen der Eßgewohnheiten –
Magersucht und »Freßsucht«

Ilse Horny
130 Eurythmie – die heilende Bewegungskunst

Paolo Bavastro
131 AIDS – Gesichtspunkte zur Sexualität

Hermann Lauffer
132 Unsere Zähne – Opfer der Zivilisation

Best.-Nr.

Otto Wolff
134 Das Rätsel der Allergie

Paolo Bavastro
135 Risiko-Organ Herz

Susanne Vogel
136 Das Auge – Funktion, Erkrankung, Heilung

Walther Bühler und Dorothea Rapp
137 Lach dich gesund! Die Heilkraft des Humors

Hartmut Fischer
145 Arthrose – ein praktischer Ratgeber

Lüder Jachens, Erdmut-Johannes Schädel
146 Die Neurodermitis – Erscheinungsbild,
Ursachen, Behandlung

Bavastro, Betz, Paolini, Streit
150 Organtransplantation Fakten und Fragen

Otto Wolff
151 Zucker – Die süße Sucht

Heinz Buddemeier
152 Das Hören – Tor zur Seele und Geist um uns

Christine Pflug
153 Der Lebenslauf – ein Übungsweg

Kingma, Schramm, Streit
155 Candida albicans – Leben mit dem Pilz im Darm?

Harald Isenmann
156 Rhythmische Massage nach Dr. med. Ita Wegman

Susanne Reinhold
157 Anthroposophische Musiktherapie
Eine Hinführung

Felicitas Vogt, Pietro Archiati
158 Lebensängste – Lebenschancen

Jürgen Schürholz
159 Gesundheitspolitik heute

900 Informationsmaterial über den
Verein für Anthroposophisches Heilwesen e.V.

Bitte fordern Sie das aktuelle Verlagsverzeichnis und ausführliches Informationsmaterial bei uns an.

Bestellungen und Anfragen richten Sie bitte an:

Verein für Anthroposophisches Heilwesen e.V.
Postfach 11 10, D-75374 Bad Liebenzell
Johannes-Kepler-Str. 56, D-75378 Bad Liebenzell-Unterlengenhardt
Telefon (0 70 52) 20 34, 20 35 ♦ Telefax (0 70 52) 41 07

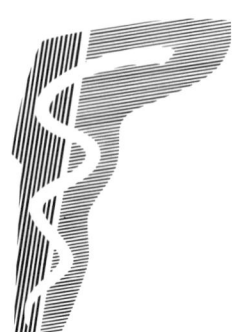

VEREIN FÜR ANTHROPOSOPHISCHES HEILWESEN e.V.

Praktische Anthroposophie

Das Anliegen des Vereins für Anthroposophisches Heilwesen e.V. ist seit über 40 Jahren, verständlich und praktisch über die anthroposophisch erweiterte Medizin und ihre Menschenkunde zu informieren und ihre Verbreitung zu fördern:

- in über 90 Arbeitsgruppen und Therapeutika
- durch Vorträge, Kurse, Seminare
- durch zahlreiche allgemeinverständliche Schriften
- gemeinsam mit Schwestervereinen in Europa und den USA
- durch politische Gremienarbeit in Deutschland und Europa zur Sicherung der Therapiefreiheit und zur Erstattungsfähigkeit von Heileurythmie, Rhythmischer Massage und den Kunsttherapien (plastisch-therapeutisches Gestalten, Maltherapie, Musiktherapie, therapeutische Sprachgestaltung)
- durch Forschungsstipendien und die Unterstützung von Initiativen im In- und Ausland
- durch einen Praxisaufbaufonds für anthroposophische Ärzte

Bestellungen und Anfragen richten Sie bitte an:

Verein für Anthroposophisches Heilwesen e.V.
Postfach 11 10, D-75374 Bad Liebenzell
Johannes-Kepler-Straße 56, D-75378 Bad Liebenzell-Unterlengenhardt
Telefon (0 70 52) 20 34, 20 35 ♦ Telefax (0 70 52) 41 07